Pour En Finir Avec L'Alcool

**Une Méthode Simple
Pour Déjouer Les Pièges Du Mental
Et Reprogrammer Le Subconscient**

Laurent Pedous

ISBN : 9798709365599

Avertissement

L'auteur n'est pas médecin et n'est pas un professionnel de l'alcoolisme et des troubles liés. Les réflexions et techniques préconisées dans cet ouvrage ne sauraient par conséquent se substituer à l'avis d'un professionnel de santé et ne sont fournies qu'à fin d'information et d'aide complémentaire.

A mes proches, qui ont toujours été là pour moi malgré mes excès. Merci pour votre patience, votre tolérance... votre amour, tout simplement. Je vous le rends au centuple.

A vous mes lecteurs buveurs d'aujourd'hui, futurs ex-buveurs qui s'ignorent. A l'enfant non-buveur que vous étiez, toujours présent en vous et qui n'attend que de renaitre.

Table des matières

*« Il est tout à fait possible de danser à
jeun » - Catherine Gray*

Pourquoi ce livre

Ce modeste ouvrage n'a pas la prétention de traiter intégralement le sujet de l'alcool et de l'alcoolisme. De nombreux ouvrages le font déjà très bien. Je l'ai plutôt pensé comme un vade-mecum, une brève synthèse des arguments en faveur de la libération de l'alcool pour une renaissance rapide.

Notre mental en effet est redoutable d'ingéniosité pour nous amener à prendre le prochain verre. Il m'a donc semblé pertinent de regrouper ici les pensées et les « arguments » qu'il emploie et qui reviennent généralement le plus souvent, afin de les contrer et surtout, d'en soulever la non-pertinence.

De plus, je propose ici une reprogrammation des croyances subconscientes qui vous maintiennent peut-être (ou l'un de vos proches) dans la dépendance à l'alcool. En effet, c'est en changeant ces fausses croyances que vous pourrez vous libérer ou aider un être cher à se libérer.

Par conséquent, ce livre est volontairement court. Il va à l'essentiel. Il a été pensé et conçu pour vous aider à trouver rapidement la solution à ce problème qu'est l'alcoolisme. Il peut se lire d'un trait et a vocation à être souligné, surligné, griffonné mais aussi et surtout mis en pratique. Je ne propose pas une nouvelle technique révolutionnaire que j'aurais baptisé « méthode anti-Bacchus X23 » pour faire le buzz - et fortune.

Je propose une méthode que j'ai moi-même employé, ainsi que d'autres, et qui fonctionne merveilleusement bien : la reprogrammation du subconscient, source première de nos comportements et de notre mode de fonctionnement dans ce monde.

Quel que soit votre degré de dépendance, quel que soit votre problème ou vos croyances par rapport à l'alcool, je peux vous garantir qu'en suivant la méthode simple décrite plus loin, vous pourrez vous débarrasser de ce fléau qu'est l'alcool, retrouver votre liberté et profiter d'une vie plus belle, plus riche et plus lumineuse.

Qui suis-je ?

Je m'appelle Laurent et j'approche doucement du demi-siècle au moment où j'écris ces lignes. Je ne suis pas un être exceptionnel. Je me considère comme une personne lambda. J'ai réussi à me libérer de l'alcool et je ne me suis jamais senti aussi libre et aussi heureux, sans parler de ma forme physique. Si je l'ai fait, vous pouvez le faire aussi. Mais continuons les présentations.

Une grande partie de ma vie a tourné autour de l'alcool. Je ne compte plus les soirées passées dans des vapeurs éthyliques, les cuites, les gueules de bois, les souvenirs confus de situations embarrassantes voire franchement honteuses. J'ai longtemps cru que cela était la vie normale. Pour être en société, pour y être intégré il faut boire. C'est ainsi. Mieux (ou pire) : j'aimais l'alcool, l'ivresse qu'il procure, cette sensation d'être rapidement désinhibé. Bien entendu, j'aimais un peu moins les lendemains de fêtes, la tête lourde et les longues heures penché au-dessus de la cuvette des toilettes. Mais c'était le prix à payer pour s'amuser, du moins le pensais-je.

Je n'ai pourtant jamais fait partie des alcooliques chroniques lourds qui nécessitent un traitement, une prise en charge voire un internement. Par chance, mon corps m'a toujours dit « Stop » quand j'abusais un peu trop. Quand cela se produisait, je m'arrêtais quelques jours puis, dès qu'une occasion se présentait, cela recommençait. J'ai fait plusieurs breaks dans ma vie, de quelques jours à quelques mois et même un an entier lorsque j'étais jeune. Dans ces périodes d'abstinence, je me sentais parfaitement bien. Alors pourquoi retombais-je dans le piège ? Je me suis longtemps posé la question. Après bien des réflexions, j'en suis arrivé à la conclusion que :

1. Oui, il s'agit d'un piège dans le sens où sur le moment, on croit qu'on va maîtriser ce produit qu'on appelle l'alcool alors

qu'en réalité il s'agit d'une drogue et d'un poison. Et en effet, durant quelques temps, cela semble possible. Je me souviens d'une période d'environ 6 mois où je ne buvais pas hormis lorsque j'étais invité. Là, je m'autorisais un apéro « léger » et un verre de vin que je m'appliquais à ne pas finir pour que mon hôte ne remplisse pas à nouveau mon verre. Tout semblait sous contrôle. Et puis, lors d'une soirée entre amis... je me laissais à nouveau aller et tout redevint comme avant.

2. Nous buvons pour de mauvaises raisons. Je veux dire : aucun enfant n'aime l'alcool ni n'en a besoin pour se détendre et s'amuser. Nous commençons à boire par mimétisme, exactement comme pour le tabac, parce que les « grands » le font et que nos camarades nous y poussent. Puis avec le temps, nous trouvons que c'est la normalité. Cela repose donc sur des croyances inconscientes, sur le fait que nous avons admis pour valides certaines idées sur la vie, les relations, la société, le plaisir, la fête... Mais ces idées, sont-elles vraies ? Non, elles sont fausses.

Tant que nous croyons à ces idées fausses – que nous pouvons maîtriser l'alcool, que nous en avons besoin et qu'il est normal d'en consommer - il est très difficile de nous en débarrasser. Pourquoi voudriez-vous éliminer de votre vie quelque chose que vous trouvez bon, normal et sans danger ? Même si vous êtes conscient que l'abus d'alcool est dangereux pour la santé, ainsi que le disent hypocritement les slogans officiels, vous pensez qu'il ne l'est pas à petite dose auquel cas vous n'en consommeriez pas du tout. Auriez-vous l'idée d'ingérer même un soupçon de cyanure ?

C'est pour cela que la volonté ne suffit pas – ou pas longtemps – pour arrêter de boire. C'est d'ailleurs valable pour d'autres addictions. C'est ici qu'intervient le rôle du subconscient. Le subconscient est le siège des croyances et il est incomparablement plus puissant que l'esprit conscient dans de nombreux domaines. Vos habitudes, votre comportement, votre vision du monde, votre santé, vos capacités, votre estime de vous et même votre vie matérielle sont conditionnés par les croyances logées dans votre subconscient. Vouloir changer un aspect de votre vie sans déloger et remplacer les croyances subconscientes qui s'y rapportent, c'est comme vouloir changer le reflet dans le miroir en l'astiquant. L'image pourra être légèrement plus brillante, on verra moins la crasse et les tâches mais ce qui s'y reflète sera toujours pareil. Autrement dit, vous ne pouvez changer l'effet sans vous attaquer à la cause.

Fort heureusement, il est tout à fait possible de modifier les croyances et les idées logées dans notre subconscient.

Les croyances inconscientes au sujet de l'alcool

Nous buvons parce que nous croyons un ensemble de préceptes que la société nous a inculqués. Au début, lorsque nous prenons la décision d'arrêter de boire, par exemple après une énième cuite où nous nous sommes encore ridiculisé ou avons été malade, nous sommes motivé et sûr de nous. Cela peut durer un temps plus ou moins long. Hélas, très vite nos croyances inconscientes, logées dans notre subconscient, reviennent à la charge, souvent par l'intermédiaire de notre mental. C'est un peu comme le fameux « petit diable » qui parle au capitaine Haddock dans Tintin pour le pousser à boire toujours plus.

Notre mental donc est très malin. Le mien était un prodige de ruse et de sournoiserie. Voici un échantillon de ce qu'il me racontait pour me pousser à abandonner mes bonnes résolutions et à boire « un petit verre ». Je donnerai des arguments rationnels, donc au niveau conscient, pour y répondre. C'est une bonne base qui nous servira pour élaborer nos affirmations afin de travailler au niveau subconscient, comme nous le verrons plus loin.

- Le classique « allez, juste un petit verre ne peut pas te faire de mal » qui commence effectivement toujours par un verre (plus ou moins petit d'ailleurs) et finit par la bouteille ou pire. Et là ça fait mal.

- Le culpabilisant « tu ne vas tout de même pas vexer ton hôte ». Celui-là est déjà plus coriace. Il vous dit que si vous êtes invité et que votre hôte a prévu une bonne bouteille en votre honneur, vous allez le décevoir (marche aussi si vous recevez et que votre invité ramène une « bonne bouteille »). D'abord, cela peut être réglé très simplement en avertissant votre hôte que vous ne boirez pas au cours de ce repas ou que vous ne buvez plus si vous vous sentez de le faire. Ensuite, votre invité boit parce qu'IL (ou elle) a envie de boire. Ce qui nous amène au point suivant...

- Le non-moins culpabilisant (du moins du point de vue de l'alcoolo-dépendant) « tu ne vas tout de même pas le laisser boire tout seul ! ». Celui-là est drôle. On pourrait le renverser et dire que c'est celui qui boit qui pourrait culpabiliser en se disant « je ne vais quand même pas laisser mon hôte être sobre tout seul et m'enivrer devant lui ! ». Etant donné que c'est celui qui boit qui, au fil des verres, se met à bafouiller, à débiter des âneries et qui devra, au-delà d'un certain stade, être ramené chez lui , cela aurait plus de sens. Bien sûr, votre hôte peut se contenter d'un « petit verre »...

- Le fier « le vin est le produit de 2 millénaires de savoir-faire » auquel on peut rajouter « que le monde entier nous envie » ou « dû à la richesse de nos sols »... Ce n'est pas faux. Le vin notamment est bien un produit patiemment élaboré, dont le savoir-faire a été lentement amélioré pour donner... autant de piquettes que de « grands » vins ! Le problème n'est pas tant le vin que l'alcool qu'il contient. Et puis, c'est pareil pour tout : remplacez « le vin » avant « est le produit d'un long processus de savoir-faire » par : le travail du bois, le pain, la fonderie, la joaillerie, la cuisine, la gastronomie, la science, la musique, n'importe quelle technique moderne, la géographie, etc.

- Le « scientifique » : « boire deux verres de vin rouge par jour est bon pour la santé ». Est-ce que quelqu'un peut m'expliquer comment il est possible qu'une substance puisse être à la fois bénéfique et dangereuse ? D'autant plus à un verre ou deux près ?

- Le socialisant « si tu ne bois pas tu vas t'ennuyer à cette soirée ». En effet, quand vous ne buvez pas et que tout le monde autour de vous commence à être de plus en plus éméché, vient un moment où vous vous sentez un peu déconnecté... Mais c'est simplement le signal qu'il est temps de rentrer ! De plus, vous constaterez qu'il y a souvent (et de plus en plus) une ou plusieurs personnes qui ne boivent pas. Vous ne l'aviez jamais vu avant car on ne peut remarquer cela quand on est ivre !

- Variante du précédent « si tu ne bois pas tu vas être ennuyeux à cette soirée ». Parce que vous croyez sincèrement que parler bourré à 2 cm du visage de votre interlocuteur en bafouillant des trucs incompréhensibles vous rend plus intéressant ?

- Le cliché viril : « un homme doit savoir boire ». Le cinéma a beaucoup contribué à répandre cette image d'hommes virils trinquant jusqu'à l'ivresse avec des scènes il est vrai parfois très drôles à l'écran, voir les Tontons flingueurs. De même, que fait bien souvent le héros qui rentre chez lui pour se détendre ? Il boit un coup. Mais le cinéma est du cinéma. Dans la vraie vie, l'alcool ne détend pas et ne vous rend pas plus viril. Au contraire, un homme bourré passe vite pour un homme sans volonté, sans maitrise de lui, sans charme et sans intérêts.

- Le cliché amical : « ça s'arrose ! », trinquer pour « fêter » un événement. Sauf que très vite, on se met à fêter tout et n'importe quoi : outre une naissance, un mariage ou des retrouvailles, on se retrouve à fêter les vacances, les week-ends, le fait qu'il fasse beau, l'achat d'une paire de chaussures...

- L'argument consolateur : « ça va me remonter ». Suite du précédent, on boit pour tenir le coup face à un décès, un divorce, une séparation, la fin des vacances, le fait qu'il pleuve, la perte d'un objet précieux, le lundi, puis le mardi...

- L'argument culturel/identitaire : « chez nous, on boit, c'est une tradition ». Bien tenté. Vous avez parfaitement le droit d'être attaché à vos traditions mais êtes-vous au courant que des millions de gens dans les générations passées ne buvaient pas ? Ils n'en étaient pas moins aussi « authentiquement traditionnels » que vous.

- L'argument religieux : « Même Jésus a transformé l'eau en vin aux noces de Cana ». D'abord, je n'ai pas lu que Jésus a lui-même consommé de ce vin. Il ne voulait pas léser les convives. Mais peut-être est-ce une parabole... D'autre part, ni lui ni aucun maitre spirituel n'a à ma connaissance jamais fait l'éloge de l'alcool et de l'ivresse. Au contraire, les Maîtres prônent en général une vie pure et affranchie des dépendances terrestres. Essayez de méditer ou de prier après quelques verres et vous comprendrez pourquoi !

- L'argument philosophique : « la vie est trop brève pour se priver ! ». Cela découle d'une vision nihiliste, très moderne. La vie n'a pas de sens, nous venons du néant et allons y retourner bientôt, peut-être demain, alors pourquoi se contraindre, s'empêcher de jouir de chaque moment ? C'est un vrai argument piège. Partant de là, tout peut se justifier : le meurtre, les plus bas instincts, la pédophilie, les perversions les plus ignobles... A partir du moment où le maitre mot est : jouir sans entraves puisque rien n'a de sens, tout devient possible, même le pire. Si c'est votre cas, vous devriez vous tourner vers la spiritualité. L'alcool, comme toute drogue, ne peut pas vous conduire vers le haut, le mieux, le bien. Il ne peut que vous entrainer dans une spirale descendante infernale qui, paradoxalement, rendra la vie brève et inutile que vous concevez peut-être mille fois pire (pour vous et les autres) qu'elle ne l'aurait été si vous aviez passé ce temps à partager de belles choses, de l'amour, du respect, du savoir-faire, une passion... C'est un choix que vous devez faire et une reprogrammation en profondeur de vos croyances est indispensable et, heureusement, facilement opérable.

- Le rebelle « ce n'est pas la société qui va me dire ce qui est bon pour moi ». On a tous vu de ces poivrots qui crachent sur la société ou qui montrent leurs fesses aux flics, complètement bourrés, pour montrer qu'ils sont des rebelles. Ils finissent au mieux en cellule de dégrisement, au pire au tribunal. Vous n'êtes pas un rebelle en vous enivrant. Au contraire, la vraie rébellion est d'échapper au système par le haut, en vous élevant et vous détachant de tout ce qui vous enchaine. Vous ne pouvez le faire par le bas et c'est heureux.

- Le libertaire « je suis libre de boire ou non, je fais ce que je veux ». Eh non, vous n'êtes pas libre. Si vous étiez libre, vous n'auriez jamais choisi de boire. Imaginez un accroc à l'héroïne ou à la cocaïne dire la phrase ci-dessus. Absurde, n'est-ce pas ? Pourtant pour lui, elle pourrait avoir du sens. Il pourrait s'illusionner sur sa véracité au point d'y croire. Mais une drogue est une drogue, justement pour ça : l'illusion de liberté.

- L'argument des habitudes : « j'ai toujours bu en allant chez Untel, que va-t-il penser ? ». Effectivement il sera d'abord surpris. Mais si c'est vraiment un ami, il ne pourra que vous encourager. Au moins sera-t-il surpris et finira-t-il par se remettre en question. Et si cela devait le peiner au point de ne plus vouloir vous voir, c'est que cette amitié ne valait pas la peine que vous vous posiez tant de questions à son sujet...

- L'argument amusant : « avec quelques verres dans le nez, qu'est-ce qu'on se marre ! ». Certes, nous avons tous en mémoire des soirées ou untel fait marrer tout le monde en débitant des âneries ou en faisant n'importe quoi. En général, c'est surtout drôle pour ceux autour qui sont bien avinés. Vu d'un œil sobre, c'est surtout généralement ridicule. D'ailleurs, ce qu'on trouve drôle chez les autres, on en a généralement honte le lendemain quand il s'agit de nous.

- L'argument gastronomique : le vin rouge relève le bœuf, les huitres sont sublimées par le blanc... Attention aux termes employés. « Relève », « sublime », « accompagne parfaitement » ou autres sont bien souvent des arguments marketing pour pousser à la consommation. Pour apprécier pleinement le goût d'un aliment, il n'est nul besoin de l'accompagner de quoi que ce soit s'il est bon au départ. Au contraire bien souvent l'alcool, en se rajoutant, dénature les saveurs originelles.

- L'argument romantico-littéraire : de Joyce à Hemingway en passant par Rimbaud, la liste est longue des écrivains dépendants de l'alcool. Mais celle des écrivains sobres et tout aussi géniaux l'est bien plus, ce n'est pas le grand Céline qui me contredira. Qui sait combien de chefs-d'œuvres les premiers auraient encore écrit s'ils n'étaient pas partis prématurément (et souvent tragiquement) du fait de leurs abus ? Et beaucoup, tel Antoine Blondin, ne purent plus écrire une ligne le jour où ils s'abandonnèrent à la boisson.

La vérité sur l'alcool

Comme nous l'avons vu, le fait de boire vient de croyances profondément ancrées en nous, croyances imposées par la société, l'éducation, l'exemple des autres, le mimétisme. Pour mettre un terme à un comportement alcoolique ou alcoolo-dépendant, il faut d'abord identifier ces croyances comme étant des mensonges, puis reprogrammer notre subconscient pour les remplacer par des vérités.

Et quelles sont ces vérités ? En voici quelques-unes :

- L'alcool est un poison. Il résulte de la fermentation de fruits, légumes ou plantes dont les levures, en dégradant le sucre, le transforment en éthanol. Un verre de vin contient, outre l'éthanol, des sulfites et des pesticides.
- Tout le monde connaît les effets à court terme d'une consommation excessive d'alcool : ivresse, troubles du comportement, coma éthylique... Mais même en buvant en quantité modérée, l'alcool a des effets a long terme sur le foie, le cerveau, le cœur, le système nerveux, le système digestif, les muscles, déclenchant toute sortes de maladies : cirrhoses du foie, hépatites, gastrites chroniques, pancréatites...
- L'alcool a aussi des conséquences esthétiques sur la peau et même le visage. Qui n'a jamais croisé un de ces piliers de bar le visage rougi et bouffi par des années d'excès ? Je me souviens d'un lendemain de cuite où je me réveillais avec des plaques rouges sur le visage, les yeux gonflés et injectés de sang ! En effet, des vaisseaux avaient éclaté sous ma peau et je ressemblais à un être tout droit sorti de l'enfer. J'ai mis 3 jours à récupérer et j'avoue avoir eu très peur (sans même parler de ma compagne...). C'est ce jour-là que j'ai pris la décision de ne plus boire. J'ai compris que j'avais un choix à faire si je ne voulais pas causer de

dommages irrémédiables à ma physionomie d'abord et à ma santé globale ensuite.

- Les troubles du comportement liés à l'alcool vont bien plus loin que le simple fait de bafouiller et de beugler des âneries. Sur le long terme, il rend le quotidien des alcooliques et de leurs proches infernal et douloureux : agressivité, jalousie, paranoïa, anxiété, troubles du sommeil, dépression, violence, hallucinations et autres psychoses... pouvant aller jusqu'au suicide.

- L'alcool est un outil de domination. Introduire l'alcool (et donc, très vite, l'alcoolisme et la dépendance) chez un peuple est une méthode radicale pour contrôler en quelques années les peuples les plus guerriers. Demandez aux amérindiens.

- L'alcool est un business gigantesque. Outre l'Etat, de nombreux lobbies n'ont aucun intérêt à ce que vous arrêtiez de boire. Outre l'alcool lui-même, toute une industrie se tient derrière pour vous vendre tout un tas d'accessoires, de livres, d'expertises, de dégustations, de contenants, organiser des salons... Le prix des terres lui-même est relié à la réputation des vignobles.

- Derrière tout ça se tient le lobby pharmaceutique, peut-être le plus puissant sur Terre. Vu les dégâts que l'alcool engendre sur le corps et l'esprit, il y a de quoi vendre toute une pharmacopée durant des années avec des profits colossaux. Le système de « santé » actuel a bien plus intérêt à vous voir malade et pharmaco-dépendant que libre et en bonne santé.

- L'alcool n'est... pas bon ! Tout simplement. Il faut pas mal de temps pour apprendre à « aimer » le goût de l'alcool. C'est d'abord une boisson fermentée au goût aigre. Certains alcools très forts ne peuvent d'ailleurs se boire que cul-sec sous peine de rejet immédiat par le corps.

- En prenant toute la place, l'alcool vous coupe de vos sens et des autres sources de plaisir. Si vous avez déjà reçu à dîner un ami alcoolique, vous savez ce que je veux dire :

après quelques pastis bien tassés, il n'y a aucune chance pour qu'il apprécie à sa juste valeur le plat que vous avez mijoté pendant 2 heures pour lui faire plaisir.

- L'alcool est une source de stress permanent, pour vous et les autres. Quand vous buvez, vous avez toujours le problème de ramener la voiture quand vous sortez. Quand c'est l'oncle Jojo qui boit et que vous l'invitez, se pose l'éternelle question de « qui va le ramener » ou « où allons-nous le coucher ».

- L'alcool coûte vite très cher. Les piliers de bar peuvent y claquer toute leur paie. Même sans aller jusque-là, se constituer un bar varié avec apéritifs, digestifs, bières et « bons » vins chiffre vite, sans compter les verres à rouge, à blanc, à cocktail, le shaker, les livres de recettes, les guides... et la pharmacopée qui va avec en cas d'abus.

- L'alcool ne vient jamais seul. En effet, un vice en appelle souvent un autre. Les bistrots PMU sont remplis d'alcooliques qui dépensent des fortunes (enfin ce qu'il en reste et qui n'est pas bu) en paris sportifs, bingo, tickets à gratter et autres courses de chevaux. Un impôt à peine déguisé « librement » consenti. De plus, les gros buveurs sont en général de gros fumeurs, ce qui amplifie les effets négatifs en termes de santé comme de budget.

- L'alcool rend dépendant, qu'on le veuille ou non. Vous le savez probablement puisque vous lisez ce livre. Dans les cas extrêmes, certains boivent tout ce qui leur tombe sous la main, de la plus ignoble piquette frelatée à l'eau oxygénée. La vodka fabriquée sans aucune règle de sécurité dans des baignoires fait d'innombrables victimes dans certains pays de l'Est. Vous croyez que les gens qui en arrivent là s'imaginaient cela le jour de leur premier verre ?

- L'alcool rend dépressif sur le long terme. Sur le moment, vous pouvez penser que l'alcool vous rend plus gai et vous soulage mais en réalité il interfère avec le fonctionnement de plusieurs neuromédiateurs, ce qui conduit à divers symptômes : diminution des fonctions cérébrales, fatigue, difficultés de concentration, tristesse.

- L'alcool tue la créativité. Certains artistes, par nature plus sensibles que la moyenne, puisent leur inspiration dans l'alcool ou la drogue. Mais leurs œuvres, même brillantes, sont souvent sombres et torturées et leur carrière généralement courte. Ce n'est pas l'alcool qui fait l'artiste, cela vient d'une nature profonde, comme on est sportif ou matheux. D'ailleurs, si certains auteurs étaient de grands buveurs, ils ne buvaient généralement pas en écrivant.

Reprogrammer le subconscient

Nous avons tous des croyances différentes sur la vie en fonction de notre vécu, de notre enfance, de nos origines et de multiples facteurs. Pour l'alcool c'est la même chose. Nous n'avons pas forcément commencé à boire pour les mêmes raisons et les automatismes qui vous poussent à boire aujourd'hui ne sont pas forcément les mêmes que votre voisin de comptoir.

Toutefois, il y a une croyance inconsciente commune à tous les buveurs, c'est que l'**alcool apporte quelque chose**. On peut décliner cette idée de différentes façons, en lien avec les croyances inconscientes citées plus haut. **Complétez** la phrase ci-dessous :

L'alcool est un plus dans ma vie parce que :

- Boire un petit coup c'est agréable
- Sans alcool, ma vie est terne/dure/fade
- J'ai besoin de l'alcool pour tenir debout, pour m'aimer, pour m'évader
- L'alcool me détend et me rend plus serein
- J'aurais honte de ne pas boire, je n'aime pas être différent
- Je suis incapable d'être aimé pour moi-même
- La vie est absurde, autant boire
- A quoi bon vivre si c'est pour se refuser tout plaisir ?
- L'alcool est un lien social fort qui rapproche les gens
- Si je ne bois pas, je vais passer pour un faible, un lâche, une « chochotte »
- L'alcool me donne du baume au coeur et du courage
- J'aime l'alcool/l'ivresse

- Je suis parfaitement capable de contrôler ma consommation
- Si je bois seulement occasionnellement, cela n'a rien de grave
- Je suis libre, je n'aime pas qu'on me dicte ma conduite, je fais ce que je veux
- En buvant, j'em…… la société ! Je suis un rebelle !
- Le fromage, c'est avec du vin !
- Si je ne bois plus, ma relation avec Dédé ne va pas faire long feu
- Sans le capitaine Haddock, on s'ennuierait dans Tintin
- Cela me permet de trouver l'inspiration

Relisez lentement les idées décrites ci-dessus et **soulignez** ou **notez** sur un cahier celles qui vous parlent le plus, qui résonnent en vous, où vous vous reconnaissez. Mieux, **réécrivez** ou **décrivez** celles qui vous correspondent vraiment, personnellement car les exemples ci-dessus sont des exemples courants *généraux* qui ne s'appliquent peut-être pas parfaitement à votre cas.

Le but de cet exercice est de vous permettre d'identifier les croyances principales qui vous poussent à boire, ou qui font que vous rechutez à chaque fois que vous cessez de boire. Vous en trouverez forcément au moins une mais en général il y en a plusieurs. Ce n'est pas un problème et c'est même normal. Cela n'est pas grave. Il vous suffira d'inclure les affirmations correspondantes dans votre séance quotidienne, tel que nous le verrons dans un instant.

A partir de là, nous allons donc établir une liste d'affirmations destinées à reprogrammer votre subconscient, en nous basant sur les croyances à modifier en priorité.

Liste d'affirmations

Reprenons les croyances que nous avons listé ci-dessus. Chacune d'entre elles peut être reprogrammée par une affirmation.

- Boire un petit coup c'est agréable

Croyance sous-jacente : l'alcool est bon et me fait du bien.

Réalité : l'alcool est un poison qui me fait du mal, même en quantité limitée.

Exemple d'affirmation : *J'aime boire de l'eau, rien ne m'est plus agréable.*

- Sans alcool, ma vie est terne/dure/fade

Croyance sous-jacente : la vie est moche, j'ai besoin d'une béquille pour l'affronter.

Réalité : la vie est belle, vous avez tout ce qu'il faut non pour l'affronter mais pour l'explorer et vivre de nouvelles expériences.

Exemple d'affirmation : *J'aime la vie et j'aime ma vie. Je me réveille chaque jour tout excité à l'idée de vivre de nouvelles expériences merveilleuses.*

- J'ai besoin de l'alcool pour tenir debout, pour m'aimer, pour m'évader

Croyance sous-jacente : ici aussi réside l'idée que vous avez besoin de vous appuyer sur quelque chose d'extérieur à vous pour vivre votre vie.

Réalité : vous possédez déjà tout ce qu'il faut pour être heureux et vous amuser, comme lorsque vous étiez enfant.

Exemple d'affirmation : *J'ai toutes les ressources en moi pour être heureux et vivre en paix. La joie est mon état naturel.*

- L'alcool me détend et me rend plus serein

<u>Croyance sous-jacente</u> : j'ai besoin d'une aide pour être bien, je n'ai pas les ressources nécessaires en moi.

<u>Réalité</u> : un poison qui vous brouille l'esprit ne peut pas vous détendre mais juste rajouter de la tension et des problèmes sur le long terme dans votre vie.

<u>Exemple d'affirmation</u> : *Je suis naturellement serein et détendu. Le simple fait de vivre et de respirer me procure un bien-être immense et total.*

- J'aurais honte de ne pas boire, je n'aime pas être différent

<u>Croyance sous-jacente</u> : il faut savoir boire un verre de temps en temps pour être intégré en société.

<u>Réalité</u> : des tas de gens ont des amis et une vie sociale sans jamais consommer une goutte d'alcool.

<u>Exemple d'affirmation</u> : *J'ai le droit d'être moi-même et de faire mes propres choix. Je m'aime et me respecte tel que je suis et les autres m'aiment pour ce que je suis également.*

- Je suis incapable d'être aimé pour moi-même

<u>Croyance sous-jacente</u> : je ne vaux rien mais quand je bois je suis plus intéressant.

<u>Réalité</u> : c'est le contraire ! Vous êtes un être unique et précieux et c'est quand vous buvez que vous n'êtes plus intéressant.

<u>Exemple d'affirmation</u> : *Je suis un Être unique et merveilleux que j'apprends chaque jour à aimer et à respecter davantage.*

- La vie est absurde, autant boire

<u>Croyance sous-jacente</u> : cette vie n'a aucun sens. Je ne veux pas me suicider mais je préfère la traverser les yeux fermés.

<u>Réalité</u> : la vie a un sens, une origine et un but. C'est à vous de parcourir le chemin et de découvrir votre mission.

<u>Exemple d'affirmation</u> : *J'apprends à écouter mon intuition, à lâcher prise et ma mission de vie m'apparait clairement à présent.*

- A quoi bon vivre si c'est pour se refuser tout plaisir ?

<u>Croyance sous-jacente</u> : avaler du poison et finir ivre est un plaisir raffiné.

<u>Réalité</u> : c'est juste une sensation grossière qui vous alourdit et vous coupe de tout plaisir véritable.

<u>Exemple d'affirmation</u> : *Je choisis de placer la source de tout plaisir en ma liberté et dans les choses simples et subtiles.*

- L'alcool est un lien social fort qui rapproche les gens

<u>Croyance sous-jacente</u> : sans alcool, les gens ne peuvent ou ne savent pas se parler.

<u>Réalité</u> : sans alcool, les gens se parlent d'autant mieux et communiquent vraiment et honnêtement. L'alcool rapproche surtout... les alcooliques.

<u>Exemple d'affirmation</u> : *J'aime les gens tels qu'ils sont, j'aime échanger avec mes semblables de manière saine et authentique.*

- Si je ne bois pas, je vais passer pour un faible, un lâche, une « chochotte »

<u>Croyance sous-jacente</u> : boire est synonyme de force et de virilité.

<u>Réalité</u> : boire est un signe de faiblesse et de conformisme.

<u>Exemple d'affirmation</u> : *Je suis fier d'être totalement libre de tout cliché social et de toute dépendance physique.*

- L'alcool me donne du baume au cœur et du courage

<u>Croyance sous-jacente</u> : mes émotions sont plus simples à gérer grâce à l'alcool.

<u>Réalité</u> : l'alcool vous coupe de vos émotions et ne fait que repousser les problèmes.

<u>Exemple d'affirmation</u> : *J'accueille et je respecte mes émotions quand elles se présentent. Je suis conscient que ce sont des indicateurs précieux.*

- J'aime l'alcool/l'ivresse

Croyance sous-jacente : il est bon et agréable de ne pas être pleinement conscient.

Réalité : tenter d'échapper au réel via des substances psychotropes ne peut que nous tirer vers le bas.

Exemple d'affirmation : *J'accepte la réalité telle qu'elle est. Je sais que tout ce que je vis est là pour me faire grandir.*

- Je suis parfaitement capable de contrôler ma consommation

Croyance sous-jacente : je suis plus fort que l'alcool, ceux qui deviennent alcooliques sont des faibles.

Réalité : l'alcool est plus fort que vous, dans tous les cas et quelle que soit votre constitution. Tous les toxicomanes du monde ont cru qu'ils ne le deviendraient jamais.

Exemple d'affirmation : *Je suis capable de me contrôler moi-même et c'est tout ce qui importe.*

- Si je bois seulement occasionnellement, cela n'a rien de grave

Croyance sous-jacente : un poison pris a petite dose n'est pas mauvais, voire bon.

Réalité : un poison est un poison, quelle que soit la quantité ingérée ou la fréquence d'ingestion.

Exemple d'affirmation : *J'ai la sagesse de me tenir éloigné de toute substance néfaste pour moi et cela suffit à me combler de joie.*

- Je suis libre, je n'aime pas qu'on me dicte ma conduite, je fais ce que je veux

Croyance sous-jacente : se vautrer dans tout et n'importe quoi est une preuve de liberté et d'indépendance d'esprit.

Réalité : user de drogues ou être accroc à n'importe quelle addiction est une preuve d'enchainement et de soumission.

Exemple d'affirmation : *Je suis un Etre libre et souverain tel que je suis. Je domine entièrement mes pulsions.*

- En buvant, j'em...... la société ! Je suis un rebelle !

<u>Croyance sous-jacente</u> : boire est une manière de casser les codes et de cracher au visage de la société bien-pensante.

<u>Réalité</u> : en fait de rebelles, les alcooliques sont plutôt des moutons du système parfaitement inoffensifs.

<u>Exemple d'affirmation</u> : *Je sais que la vraie rébellion est dans l'établissement de mes propres choix conscients, les meilleurs pour moi.*

- Le fromage, c'est avec du vin !

<u>Croyance sous-jacente</u> : un bon plat ou un bon met ne peuvent s'apprécier sans alcool.

<u>Réalité</u> : un bon plat est un bon plat et sera bon du simple fait de le manger. Si vous avez soif, buvez de l'eau, substance neutre et non dénaturante.

<u>Exemple d'affirmation</u> : *J'apprécie ce que je mange en toutes circonstances, j'aime les produits simples et frais.*

- Si je ne bois plus, ma relation avec Dédé ne va pas faire long feu

<u>Croyance sous-jacente</u> : en ne buvant plus, vous allez perdre des amis.

<u>Réalité</u> : si votre ami ne vous aime que quand vous buvez ensemble (et éventuellement que vous lui offrez des coups), il vous faut revoir le terme d'amitié. Un vrai ami veut votre bien et respecte vos choix.

<u>Exemple d'affirmation</u> : *J'ai le droit d'être moi-même et de faire mes choix. Je respecte ceux des autres et je ne m'entoure que de vrais amis.*

- Sans le capitaine Haddock, on s'ennuierait dans Tintin

<u>Croyance sous-jacente</u> : les alcooliques sont des boute-en-train attachants.

<u>Réalité</u> : Tintin est... une BD ! Bien sûr que Haddock est drôle mais c'est surtout à cause de ses mésaventures et des ennuis

qu'il crée quand il est saoul. C'est vraiment ce que vous voulez dans votre propre vie ?

<u>Exemple d'affirmation</u> : *Je suis libre de tout jugement quant au choix des autres et je choisi pour moi une vie consciente de contrôle de moi, de santé, de paix et d'harmonie.*

- Cela me permet de trouver l'inspiration

<u>Croyance sous-jacente</u> : il y a un côté romantique dans l'alcool qui libère la créativité.

<u>Réalité</u> : ce n'est pas avec l'esprit brouillé par quelques verres que vous allez composer de beaux vers... Vous le verrez à la relecture !

<u>Exemple d'affirmation</u> : *Je trouve l'inspiration partout, en moi et autour de moi, et je suis capable de créer des œuvres magnifiques à partir de rien.*

Encore une fois, ces affirmations ne sont que des exemples. N'hésitez pas à rédiger les vôtres, avec vos propres mots et vos propres images.

Comment travailler avec les affirmations

Qu'est-ce qu'une affirmation ? Il s'agit d'une phrase courte, rédigée au présent et à la forme affirmative. Son but est d'impressionner le subconscient afin d'inclure une nouvelle croyance ou d'en remplacer une ancienne.

Sa puissance repose sur la **répétition**. Vous croyez ce que vous croyez aujourd'hui pour l'avoir entendu et vous l'être répété ou vous l'être fait répéter plus ou moins consciemment, des milliers de fois. Un enfant à qui l'on répète durant des années qu'il n'est qu'un bon à rien et un idiot finira par le croire et devra faire avec cette piètre image de lui toute sa vie, à moins de reprogrammer consciemment son subconscient. Inversement, un enfant que l'on encourage, à qui l'on dit qu'il est doué et intelligent a de meilleures perspectives d'avenir. Cela est évident dans ces cas-là mais s'applique en réalité tout le temps.

La puissance des affirmations n'a vraiment aucune limite. Vous pouvez les utiliser pour absolument tout ce que vous voulez. D'ailleurs vous le faites tout au long de la journée. Quand vous dites « je n'y arriverai jamais, à quoi bon, j'en ai marre, je n'ai jamais un rond, ma santé va de mal en pis », etc. vous participez à la pérennité d'un état qui vous déplait.

Une affirmation positive ne coûte pas plus cher qu'une affirmation négative. En vous entrainant à n'entretenir que des pensées positives, vous ouvrez la voie à une amélioration spectaculaire dans tous les domaines de votre vie. Cela est lié au fait que vous n'êtes pas qu'un simple spectateur mais aussi le co-créateur de votre destin. Bien que cela dépasse le cadre de cet ouvrage, je ne peux que vous encourager à lire des ouvrages qui traitent de ce sujet, par exemple <u>La divine matrice</u> de Gregg Braden. Ce livre fait le lien entre la science, notamment les découvertes fascinantes de la physique quantique, et ce dont nous traitons ici.

Les affirmations ne sont pas un déni du réel ou une façon de s'illusionner. Quand vous pratiquez et que vous énoncez ce que vous voulez, vous savez très bien là où vous en êtes et d'où vous partez. Simplement, vous choisissez de créer un futur différent qui va dans le sens de ce que vous souhaitez. Vous n'êtes plus passif ou victime, vous devenez acteur et prenez le taureau par les cornes pour orienter votre vie dans la direction choisie.

La visualisation

La visualisation est le prolongement naturel des affirmations. Affirmer, c'est verbaliser, mettre des mots sur une idée. Visualiser, c'est y adjoindre des images. Il est donc logique et hautement profitable d'accompagner ou de faire suivre nos affirmations d'images fortes qui nous parlent. De ce point de vue, nous sommes tous sensibles à des choses différentes. Une image qui parlera fortement à une personne ne touchera guère une autre, et vice-versa.

Après avoir identifié vos croyances profondes vis à vis de l'alcool et avoir rédigé vos affirmations, essayez de trouver une représentation qui colle avec les mots afin de la maintenir quelques instants dans votre esprit. Quand je parle d'image, il s'agit davantage de scène mentale, un peu à la manière d'un film que l'on regarderait à la première personne, vu de l'intérieur du héros.

Vous pouvez visualiser une scène en relation directe avec chaque affirmation ou simplement visualiser une scène qui synthétise votre nouvelle attitude par rapport à l'alcool ou combiner les deux. Par exemple, si vous dites :

Je choisis de placer la source de tout plaisir en ma liberté et dans les choses simples et subtiles.

Qu'est-ce que cette phrase évoque pour vous ? Peut-être une balade en forêt avec votre partenaire, un footing sur la plage avec votre chien ou le fait de ramasser des champignons. Identifiez ce que vous voyez derrière cette phrase et, quand vous la prononcez, imaginez de la manière la plus vivante possible la scène associée. Faites de même pour chaque affirmation sélectionnée et notez-le. Cela ne devrait pas vous prendre plus de de quelques minutes.

Cherchez également une image globale qui résume ce que représente pour vous le fait de ne plus boire. Par exemple, imaginez que vous recevez ou êtes invité et que votre hôte vous propose un apéritif ou un verre de vin. Voyez-vous, calme et souriant, lui opposer un refus poli tout en lui disant : *Non merci, je ne bois plus !* Vous pouvez également imaginer que vos proches ou même votre médecin vous félicitent pour votre nouvelle vie de sobriété et vous adressent des paroles encourageantes.

L'important est de trouver l'image qui vous parle le mieux et le plus afin de faire naître en vous le sentiment anticipé de joie que vous apportera votre nouvelle décision de vivre sans alcool.

Atteindre le sentiment

L'efficacité du combo affirmations + visualisation repose sur le sentiment que cette pratique génère en vous. Quand vous vibrez intérieurement et que vous ressentez la joie et l'excitation de ce que vous imaginez *comme si cela était déjà réalisé*, alors vous n'êtes plus qu'à un pas de sa manifestation dans votre vie. Il ne peut en être autrement car cela obéit à des lois aussi précises et immuables que les lois du monde physique.
Ne vous concentrez donc pas tant sur la technique que sur le sentiment final que vous obtenez. La technique ne sert qu'à vous faciliter le travail et vous paver le chemin pour atteindre

ce sentiment final. Si vous pouviez l'atteindre instantanément, vous seriez libre sur le champ. L'école de la vie nécessite de chacun l'apprentissage et la patience. C'est ainsi et cela nous permet d'évoluer à notre rythme.

La séance quotidienne

C'est très simple. Je vous conseille **deux courtes séances**, du moins dans un premier temps. Libre à vous de les prolonger ou de les multiplier si vous sentez que vous en avez besoin ou que cela vous fait du bien.

Vous pouvez commencer par **5 minutes le matin** et **5 minutes le soir.** Il vaut mieux commencer petit et vous y tenir que de faire une demi-heure d'un coup puis plus rien pendant 3 jours. L'important est la répétition et la persévérance.

Pour la pratique, **asseyez-vous** confortablement, **détendez-vous** quelques instants en respirant calmement puis **dites à haute voix** et **lentement** les affirmations que vous avez choisi et rédigé. Vous pouvez répéter chaque affirmation plusieurs fois avant de passer à la suivante ou les dire à la suite et répéter le processus. Ce n'est pas le plus important. Ce qui compte avant tout, comme nous l'avons vu, c'est l'émotion et le sentiment que cette séance imprime en vous. N'oubliez jamais que les affirmations deviennent puissantes quand elles passent au niveau émotionnel et que vous ressentez la joie de la prière exaucée. A ce moment-là, vous déclenchez des forces terribles, en vous et dans votre monde.

N'oubliez pas d'accompagner chaque affirmation d'une **courte visualisation** puis, en fin de séance, de vous représenter une scène générale où vous êtes libre et heureux d'être débarrassé de l'alcool.

Faites ceci **tous les jours**, sans exception. N'oubliez pas que c'est par la répétition qu'une croyance s'implante dans le subconscient. Une fois que la graine est plantée et qu'elle commence à pousser, plus rien ne peut l'arrêter. Quand vous serez convaincu que l'alcool ne vous apporte strictement rien, ce qui est le cas, vous ne boirez plus jamais une goutte, sans même vous forcer. En fait, il faudrait vous forcer pour le faire. Ce sera votre état naturel.

Vous observerez qu'au bout de quelques temps, les images associées à vos affirmations évoluent, tout comme ces dernières d'ailleurs. C'est bon signe car cela signifie que vos croyances sont en train de changer. Quand cela se produira, quand vous sentirez que vous êtes libre et que vous n'avez plus besoin de cela, vous pourrez arrêter ou tout simplement explorer d'autres voies dans l'utilisation des forces de votre subconscient, peut-être pour venir à bout d'un vieux projet ou pour vous développer dans de nouveaux domaines de votre vie.

Une fois libéré de l'alcool, tout un monde de nouveautés riche de potentialités s'offre à vous.

Pistes supplémentaires

Ce qui précède suffira à vous libérer définitivement de l'alcool mais si vous voulez quelques conseils supplémentaires, si votre mental en est friand et à besoin d'action, voici quelques pistes :

- Au réveil, que vos premiers mots soient des mots de gratitude. *« Merci pour la merveilleuse journée qui s'annonce »*, *« Quelle belle journée aujourd'hui ! »*, *« Je suis heureux et reconnaissant d'être en vie »* sont des paroles simples et belles qui coloreront agréablement votre journée et l'orienteront dans une direction positive.

- Au coucher, vous pouvez également remercier pour la journée que vous venez de passer et les leçons que vous avez apprises. Vous pouvez aussi en profiter pour passer rapidement en revue cette journée afin de vous pardonner, ainsi qu'aux autres, les erreurs commises.

- Le pardon est important car la haine et la rancune que vous gardez en vous vous polluent et vous tuent à petit feu. En entretenant des pensées et des sentiments négatifs, c'est à vous que vous faites du tort en premier. Il est difficile de porter un tel fardeau et de ne pas sombrer dans une addiction pour nous aider à le « supporter ».

- Dans un premier temps, évitez autant que possible les lieux de beuveries et les occasions de chute. On dit qu'il faut environ 3 semaines pour forger de nouvelles habitudes. Soyez donc particulièrement vigilant durant cette période.

- Il existe de nombreux groupes et forums en ligne pour vous aider à ne pas craquer dans les moments difficiles. N'hésitez pas à vous y inscrire, anonymement si vous préférez. Vous vous sentirez moins seul et vous verrez que d'autres personnes traversent ce que vous traversez. Ils sauront vous épauler et vous conseiller et vous pourrez faire de même pour eux.

- Si vous fumez et que vous désirez arrêter, n'essayez pas de le faire en même temps que l'alcool. Je ne dis pas que c'est impossible mais pour beaucoup de gens, placer la barre trop haut est frustrant et vous risquez de finir par craquer et tout laisser tomber. Une chose à la fois ! Et entre nous, entre l'alcool et le tabac, il vaut mieux commencer par le plus nocif qui est, de très loin, l'alcool.

- Il existe des apps pour smartphone bien conçues qui peuvent vous aider à vous sevrer. J'ai personnellement eu recours à *EasyQuitDrinking* par le passé. Ce n'est pas indispensable mais cela vous permet de suivre vos progrès au jour le jour et de vous motiver quand vous faiblissez.

- Lisez quelques ouvrages ou écoutez des témoignages d'anciens buveurs compulsifs revenus de l'enfer. En écoutant ces personnes, vous prendrez conscience que si elles-mêmes ont réussi à le faire alors vous pouvez le faire aussi. En termes d'ouvrages, j'ai particulièrement apprécié <u>Le bonheur inattendu de la sobriété</u> de Catherine Gray qui brosse en tableau général drôle et précis des affres de l'alcool et des bénéfices d'arrêter.

- Lancez-vous dans une activité créatrice : poterie, musique, écriture, jardinage, sport, couture... Quand vous créez, vous allez chercher en vous ce que vous avez de meilleur et... vous le trouvez ! Plus vous créez, moins vous avez besoin de chercher à l'extérieur une raison de vivre ou une aide pour être bien.

- Participez à des actions caritatives, impliquez-vous dans des associations ou pour des causes qui vous tiennent à cœur. En donnant, vous arrêtez de vous centrer uniquement sur vous-même et vous réalisez que l'on a tous besoin les uns des autres. Vous prenez conscience que la sobriété ne concerne pas que vous. Vous pouvez donner toutes sortes de choses : un peu de votre temps, de vos revenus, de vos biens, de vos conseils, de votre force de travail par exemple.

- Changez votre intérieur ou... déménagez ! Rompre avec le passé passe parfois par un changement de cadre, surtout si l'endroit où vous vivez est chargé de mauvais souvenirs. Mais pouvez aussi vous contenter de réaménager votre intérieur, repeindre, donner un coup de frais, ranger, trier et surtout jeter ce qui ne vous sert plus et vous encombre. Lisez <u>L'art de l'essentiel</u> de Dominique Loreau ou <u>L'art du vide</u> de Carolyn L. Hetzel pour avoir une idée de la puissance du désencombrement extérieur sur l'esprit.

- Faites du yoga et de la méditation. D'une certaine façon, les affirmations s'apparentent avec une forme de méditation puisqu'elles impliquent que vous vous posiez, que vous vous détendiez et que vous donniez durant quelques instants la première place à votre monde intérieur. Mais vous pouvez approfondir le sujet avec la méditation pleine conscience et des exercices de Hatha-yoga qui vous aideront à rester centré et rempli d'une bonne énergie.

- L'intérêt pour la spiritualité est la suite logique du point précédent et vous permet de prendre de la hauteur. Il est impossible d'avoir une spiritualité élevée, qui est la compréhension profonde du sens de la vie, avec des habitudes auto-destructrices ou des addictions purement matérielles qui vous tirent vers le bas. Vient un moment où il faut choisir. Se sentir relié à une Force supérieure, qu'elle que soit le nom qu'on lui donne, est une aide précieuse quelles que soient les épreuves que nous traversons.

- Tenez un journal. Noter vos impressions, vos succès, vos échecs, vos doutes et vos victoires sur vous-même vous motive et vous permet rétrospectivement de mesurer le chemin parcouru. C'est un témoignage de votre évolution et de vos progrès.

- Faites part à vos proches de votre décision de ne plus boire d'alcool avant de les voir. Cela vous évitera des questions ou de vous sentir mal à l'aise en leur présence, surtout si vous avez l'habitude de boire quand vous vous voyez.

- Trouvez une phrase courte qui pour vous synthétise l'arrêt de l'alcool, par exemple « Moi, (votre prénom), suis totalement libéré de l'alcool » et écrivez-là entre 10 et 20 fois par jour dans un cahier. Le fait d'écrire régulièrement quelque chose vous aide à l'implanter dans le subconscient.

- Si vraiment vous pensez avoir besoin d'une aide extérieure, vous pouvez faire appel à un praticien de l'hypnose. Pour le tabac, cela donne d'excellents résultats chez certaines personnes. Une amie, grosse fumeuse depuis 30 ans, s'arrêta net dès la première séance. Je n'ai pas d'exemple équivalent dans mon entourage concernant l'alcool mais le principe des dépendances étant identique et l'hypnose agissant au niveau subconscient, une consultation avec un bon praticien ne peut aller que dans la bonne direction.

- Connectez-vous à la nature. Allez le plus possible vous balader dans des endroits où la nature est intacte et sauvage : forêts, montagnes, lacs, bord de mer... Si vous êtes en ville, allez marcher dans un parc. Sortez chaque jour vous aérer et aérez votre intérieur. Si vous le pouvez, marcher pieds nus dans l'herbe, dans la terre afin de vous reconnecter à l'énergie tellurique de laquelle nous sommes coupés au milieu du béton. Adossez-vous à un arbre et respirez tranquillement. Vous sentirez votre union avec le monde et vous constaterez qu'il ne vous manque rien.

- Cuisinez des produits frais. Quand on boit, on n'a généralement ni le temps, ni l'envie, ni l'énergie de cuisiner. On se contente souvent de pizzas ou de plats tout prêts pauvres énergiquement et remplis de conservateurs et autres éléments indésirables. Redécouvrez le plaisir d'éplucher et de couper des légumes, d'ajouter des aromates et des herbes fraîches et de partager ces bons repas avec vos proches.

- Buvez beaucoup d'eau. L'eau participe au bon fonctionnement de votre organisme. Vous pouvez également consommer une partie de vos besoins journaliers en eau sous forme de tisanes, infusions, thé ou même café, sans toutefois abuser de ce dernier à cause de son effet excitant immédiat.

Digression spirituelle

Cette section ne vous conviendra peut-être pas. Dans ce cas, passez à la suivante.

Le besoin d'alcool, de drogue ainsi que les dérèglements liés à la nourriture - entre autres - sont liés au chakra Muladhara ou chakra racine, indiquant un déséquilibre à ce niveau-là. Les problèmes au niveau du dos, des pieds, des jambes, la peur de manquer et son corollaire le besoin d'accumuler, les excès en tous genres, les peurs et les angoisses, l'incapacité à trouver sa place dans le monde sont également des signes d'un chakra racine dysfonctionnel. Vous pouvez très simplement consacrer quelques minutes par jour au rééquilibrage et au renforcement de ce chakra.

Au niveau physique, n'importe quelle activité pratiquée régulièrement et sans aller jusqu'à l'épuisement est bénéfique, en particulier le yoga, les arts martiaux, la marche ou la course à pieds. Pour le yoga, privilégiez les postures avec les pieds bien enracinés dans le sol telle la posture de la guirlande (Malasana) ou la posture de la chaise (Utkatasana). Il en existe d'autres et quelques recherches sur internet vous permettront de trouver d'excellentes vidéos afin de les exécuter au mieux.

Pour une pratique simple dans le cadre de vos séances quotidiennes d'affirmations et de visualisation, vous pouvez terminer chacune d'entre elles en visualisant un lotus rouge (la couleur du chakra racine) à quatre pétales, qui fleurit et s'épanouit à la base de votre colonne vertébrale. 2 à 3 minutes suffisent, en respirant calmement.

Les quelques indications fournies ici, pratiquées régulièrement, suffisent à renforcer et équilibrer en douceur le chakra racine. Je ne développerai pas plus avant cette section car ce n'est pas le sujet du livre et il y aurait tant à dire ! Mais si cela vous parle, je vous encourage à creuser l'approche énergétique de l'être humain, notamment via un travail sur les chakras. Il existe pléthore d'ouvrages mais vous pouvez commencer par le <u>Manuel des chakras</u> de Sharmon et Baginski, très complet, ou <u>Le secret des chakras</u> de Anna Meza, beaucoup plus succinct mais qui aborde l'essentiel.

Attention aux transferts

Il est courant, lorsque l'on se débarrasse d'une addiction, de s'accrocher à une autre, considérée comme moins dangereuse et dans une démarche palliative. Si ce n'est pas grave lorsque c'est temporaire, il ne faudrait pas créer un nouveau problème ! Par exemple, il se peut qu'au début de votre sevrage alcoolique, vous ressentiez le besoin de faire du shopping, de grignoter ou de compenser d'une quelconque façon. Soyez indulgent avec vous-même et autorisez-vous quelques libertés par rapport à vos habitudes.

Mais comme nous l'avons vu, la consommation d'alcool est basée sur le sentiment que :

1. il nous manque quelque chose et
2. le fait de boire comblera ce vide.

Ces deux préceptes sont faux. Nous avons tout ce qu'il faut pour être heureux et vivre notre vie sans qu'il soit besoin que l'on s'attache à quoi que ce soit pour y arriver. Par conséquent, s'il est normal de transférer temporairement notre besoin de boire sur une autre activité, soyez vigilant. Il en est de même pour les autres addictions. De nombreux fumeurs grossissent après l'arrêt du tabac car leur sensation de faim augmente (fumer est un coupe-faim) et ils se mettent à manger sans retenue. Ce qui peut être une aide durant quelques jours peut vite devenir un problème.

Il est normal de compenser la fin d'une addiction mais c'est à vous de choisir dans quelle direction vous aller orienter l'énergie nouvelle désormais à votre disposition. Plutôt que de vous mettre à fumer deux fois plus, à manger comme quatre ou à enchainer des séries télé, essayez de vous remettre à une activité physique, comme faire un peu de gym ou du footing, ou encore une activité créatrice : peinture, écriture, scrapbooking...

Comme vous aurez plus d'énergie à disposition, vous pouvez en profiter pour vous intéresser à l'énergie, ce qu'elle est fondamentalement et ce que nous pouvons choisir d'en faire. De nombreux ouvrages traitent du travail avec l'énergie, notamment par le souffle, la méditation, le chi kong, le reiki, le travail sur les chakras...

Si cela ne vous parle pas, si ça ne vous semble pas assez « rationnel », ce n'est pas grave. Prenez votre temps et dirigez-vous vers quelque chose de plus concret mais tout aussi bénéfique énergiquement : alimentation saine, pratique des arts martiaux, jardinage...

Je vous conseille d'ailleurs de lire chaque jour car la lecture, en plus d'entretenir les neurones, apporte un savoir utile. Chaque livre, fiction ou essai, apporte un éclairage et un point de vue sur le monde qui peut vous nourrir. Si vous étiez un buveur compulsif, peut-être cela fait-il longtemps que vous ne vous êtes pas couché sans être ivre ou simplement légèrement grisé. Redécouvrez le bonheur simple de vous mettre au lit dans des draps frais à une heure raisonnable avec un bon livre.

A propos de l'entourage

Nous avons deux types de relations :

- Les gens proches, qui nous aiment pour ce que nous sommes et veulent notre bien
- Les connaissances, qui nous apprécient (ou pas) et qui ne font que passer dans notre vie

Arrêter de boire est une décision radicale qui a un impact direct sur vous, sur votre comportement et votre relation au monde. D'autant plus si vous étiez un gros buveur. Il est évident qu'un pilier de bar qui n'a que des « amis » de bistrot et qui arrête de boire va devoir, sauf exception, se trouver de nouveaux amis. Il est plutôt rare que quelqu'un qui ne vous a connu qu'à moitié saoul et qu'à travers des séances de beuverie partagée vous trouve beaucoup d'intérêt si vous ne le suivez plus dans son addiction. Il peut même se sentir abandonné et vous en vouloir.

Mais même sans aller jusque-là, même si vous êtes un « buveur moyen » selon les canons modernes, le fait de ne plus boire peut avoir un impact sur vos relations dans un premier temps. Vous devez parfois faire face à l'étonnement, aux remarques, aux« traits d'humour » plus ou moins piquants.

« Allez, ne fais pas ton rabat-joie ! »
« Moi aussi j'ai arrêté une fois et puis... Tu verras, tu reprendras ! »
« Ecoute c'est mon anniversaire... Allez, trinque ! »

Dans tous les cas, restez calme et courtois. Mettez-vous à la place de votre interlocuteur qui croit aux bienfaits et aux vertus de l'alcool... C'était vous il n'y a pas si longtemps ! Déclinez poliment en souriant et sans chercher à vous justifier. D'ici quelques temps, il sera normal dans l'esprit de chacun que vous ne buviez pas et on finira même par trouver étonnant que vous ayez bu un jour... pour ceux qui s'en souviendront !

Quoi qu'il en soit, ne cherchez pas à convaincre votre entourage ou pire, ne devenez pas moralisateur. C'est le meilleur moyen pour braquer les gens. Laissez boire ceux qui veulent boire. Petit à petit, certains remarqueront les changements positifs en vous et parmi eux, certains auront le déclic et l'envie de se libérer à leur tour. On enseigne bien que par l'exemple, non par des sermons empreints de jugement.

Si vous avez un proche alcoolique, vous pouvez laisser trainer un livre ou un magazine traitant du sujet sur la table du salon mais si vous vivez avec cette personne et que son comportement devient problématique et qu'il a un impact direct et négatif sur votre relation, alors vous avez parfaitement le droit de lui en parler. C'est même impératif avant que la situation ne dégénère encore.

Personne n'est obligé de supporter un comportement violent ou destructeur. Faites tout ce que vous pouvez pour aider cette personne mais au final, c'est à elle de choisir. Si ses choix vous rendent malheureux et qu'elle ne veut rien faire pour y remédier, alors vous devrez peut-être vous séparer. L'argument « elle est prisonnière, elle ne peut pas » ne tient pas comme j'ai tenté de le développer dans ce livre. Des solutions existent, encore faut-il vouloir les trouver et les mettre en pratique !

Des milliers de buveurs se sont libéré de l'alcool. Parmi eux, certains avaient eu une enfance très difficile, avaient perdu un enfant dans un accident ou leur famille dans la guerre, avaient connu le froid, la faim, l'injustice, l'internement dans des camps. Pourtant, ils ont su rebondir, trouver les ressources en eux et utiliser ces épreuves pour grandir et devenir de meilleures versions d'eux-mêmes.

Si ce n'était pas possible, personne ne l'aurait jamais fait.

En cas de rechute

Changer une habitude, surtout ancienne, est plus ou moins difficile selon les personnes, le degré d'attachement à l'addiction, le vécu, les affects liés à la dépendance, etc. Comme je l'ai dit, le subconscient est le maitre du jeu et une fois que vos croyances ont été changées à ce niveau-là, le reste suit tout naturellement.

Toutefois, cela prend un peu de temps, en général quelques semaines, parfois moins, rarement plus si le processus est suivi correctement. Durant cette période de transition, quand ne nouvelles croyances sont en cours d'implantation mais que les anciennes, telles de mauvaises herbes, ne sont pas totalement arrachées, un risque de rechute est possible. Si cela vous arrive, pas de panique. N'abandonnez pas pour autant ! Inutile d'en faire tout un drame, ce qui risquerait de vous conduire dans une spirale de culpabilisation que votre mental utiliserait pour vous pousser à boire encore plus.

Au contraire, utilisez cet écart comme un tremplin pour rebondir et accélérer votre libération. Si vous n'avez pris qu'un verre et que vous êtes habitué à boire, cela ne vous a probablement même pas affecté (en réalité la moindre gorgée a des effets immédiatement perceptibles, comme n'importe quelle personne qui n'a jamais bu le sait dès qu'elle s'y essaie, mais plus on boit et plus il en faut, comme pour toute drogue). Dès lors, la question se pose : pourquoi avoir dérogé à votre nouveau choix de ne plus boire ? Vous avez eu l'alcool sans l'ivresse. C'est l'habitude qui vous a bien entendu poussé à accepter ce verre, l'idée que sans lui, il vous manquait quelque chose pour passer un bon moment.

Maintenant que c'est fait, profitez-en pour étudier votre mental, la façon dont il vous a amené à craquer, reprenez au besoin les arguments exposés plus haut : vous trouverez probablement quelque chose d'approchant. Puis répondez honnêtement à cette question : avez-vous passé une meilleure soirée grâce à ce verre ? Sans lui, votre soirée aurait-elle été gâchée ? La réponse à ces questions vous permettra d'affiner vos affirmations et de travailler plus efficacement.

Si vous vous êtes complètement laissé aller, si vous avez fini ivre et vous êtes réveillé avec une bonne gueule de bois, c'est encore plus simple : vous n'avez peut-être rien appris de nouveau mais avez une confirmation éclatante des raisons pour lesquelles vous souhaitez vous libérer de cette addiction. Utilisez cela comme une motivation supplémentaire pour travailler sur et avec votre subconscient. Suivez le processus simple décrit précédemment, calmement et avec persistance. Ne laissez rien ni personne vous détourner de votre objectif et d'ici quelques temps, une poignée de jours au regard d'une vie, vous serez définitivement libéré de votre dépendance à l'alcool et rien, plus rien ne pourra jamais vous faire rechuter, sans aucun effort de votre part.

A propos des autres addictions

Si vous avez d'autres addictions dont vous voulez vous débarrasser, par exemple le tabac, la caféine, le sucre, la nourriture ou même des addictions non physiques telles que le jeu, la pornographie ou les écrans, vous pouvez facilement transposer le processus décrit dans ce livre. Il vous suffit de lister les croyances associées à cette addiction, puis d'en rétablir la vérité le plus objectivement possible et de rédiger quelques affirmations sur la base de ce que nous avons fait avec l'alcool.

Vous pouvez parfaitement le faire vous-même mais si vous souhaitez que je traite un sujet en particulier, n'hésitez pas à me le faire savoir dans les commentaires ! Si la demande est forte, j'essaierais de prendre le temps de rédiger un ouvrage consacré à ce sujet.

Les addictions fonctionnent toutes sur le même principe et reposent fondamentalement sur un sentiment de manque et de vide. Pour combler votre vie et lui donner un sens, vous vous rattachez à une substance, une activité, une ou plusieurs relations ou une idéologie (liste non-exhaustive) grâce auxquelles vous avez l'impression que votre vie est comblée ou est plus facile. Hélas, on ne s'évade pas de soi-même en s'attachant à des choses extérieures. La seule solution pour trouver la paix est de plonger en soi-même pour y trouver la Source. Alors, plus rien ne nous manque jamais et nous n'avons plus besoin de quoi que ce soit d'extérieur pour être bien.

Conclusion

Arrêter de boire n'est pas si difficile que vous le pensez peut-être. Des milliers de gens à travers le monde l'ont déjà fait. Soyez conscient que certains venaient de bien plus loin que vous en termes de dépendance. Des ivrognes finis, qui devaient boire dès le matin pour arrêter de trembler et que tout le monde donnait déjà comme mort ont pu renaître à une vie nouvelle faite de joie, de liberté et de fierté.

En arrêtant de consommer de l'alcool vous ne perdez rien, bien au contraire. Vous vous préparez à une vie plus belle, en meilleure santé, avec plus d'énergie, plus de clarté mentale, une meilleure concentration et la maitrise de vous-même en toutes circonstances. Vous quittez le troupeau de ceux qui cherchent à s'évader des problèmes du monde par des voies qui ne sont que des impasses.

Vous ne perdez rien en termes de convivialité, de bons moments et de rencontres. Celles-ci ne pourront être que plus authentiques, plus profondes et plus riches. Comme nous l'avons vu, penser que l'alcool est synonyme de fête et d'amusement n'est qu'une croyance. Il suffit d'essayer de faire sans pour s'apercevoir à quel point cela est faux.

J'espère que ce court ouvrage vous aura permis d'y voir plus clair quant à la vraie nature de l'alcool et surtout qu'il vous aura permis de vous en libérer. Si tel est le cas, il aura atteint son but et j'en serais très heureux. N'hésitez pas à témoigner en laissant un commentaire en ligne et en le partageant autour de vous.

Surtout, considérez les périodes de doutes et de découragement comme normales. Ce qui vaut la peine, ce qui est précieux nécessite toujours un effort au départ mais la récompense est au bout du chemin. Vous êtes capable de l'emprunter si vous le voulez vraiment. La lumière est au bout du chemin.

Ne vous découragez jamais.

SEX GAMES FOR COUPLES

SPICE UP YOUR RELATIONSHIP WITH DIRTY AND NAUGHTY GAMES, HOT QUIZZES AND SEX TOYS. TRANSFORM YOUR SEXUAL LIFE, BOOST INTIMACY AND BREAK THE ROUTINE.

Emily Sorensen